Inhaltsverzeichnis

Vorwort..2
Empfang...5
Anamnese...11
Massage...22
Manuelle Therapie....................................27
PNF..37
Mulligan..43
Übungen..46
Gangschule..53
Lymphdrainage.......................................55
Elektrotherapie.......................................59
Beckenboden Gymnastik...........................62
Atemtherapie..67
Nützliches..70
Schlusswort..72
Literaturverzeichnis..................................73

Vorwort

Wer bin ich?

Ich heiße Caroline Braun und bin die Autorin des "Little Physio".

Ich habe Übersetzung studiert und mehrere Jahre lang als selbstständige Übersetzerin gearbeitet bevor ich einen vollkommen anderen Weg einschlug und Physiotherapeutin wurde.

Nun arbeite ich seit über zehn Jahren als Physiotherapeutin, anfangs im Krankenhaus und anschließend in verschiedenen Praxen.

Warum der Little Physio?

Während all der Jahre sind mir häufig die Verständigungsprobleme zwischen Therapeuten und ausländischen Patienten aufgefallen. Diese führten teilweise zu katastrophalen Folgen für die Therapie und Heilung der Patienten.

Viele Menschen denken, es sei die Aufgabe des Patienten sich die Landessprache anzueignen. Jedoch ist dies nicht immer möglich oder die Kenntnisse des Patienten sind einfach noch nicht gut genug um sich zu verständigen.

Außerdem sind manche Patienten nur für kurze Zeit in Deutschland, beispielsweise im Urlaub, um ihre Familie zu besuchen oder aus geschäftlichen Gründen.

Meine Rolle als Physiotherapeutin ist es nicht zu urteilen, sondern zu behandeln. Dafür ist es meine Aufgabe einen Weg zu finden, die Behandlung bestmöglich durchzuführen.

Das ist der Grund warum ich den Little Physio geschaffen habe.

Dieser Übersetzer besteht aus hunderten von Sätzen, die es dem Therapeuten ermöglichen, mit dem ausländischen Patienten zu kommunizieren und somit die Behandlung viel schneller und einfacher auszuführen.

Zur einfachen Handhabung ist dieses Buch in mehrere Kapitel wie „Empfang", „Massage", „Übungen","Lymphdrainage" etc. eingeteilt.

Somit lässt sich der benötigte Satz viel einfacher und schneller finden.

Um das Buch zu ergänzen, haben Sie die Möglichkeit sich die App für Ihr Handy, Android Tablet oder auch iPhone oder iPad zuzulegen.

Die App „Littlephysio" ist im Google-PlayStore sowie im AppStore von Apple erhältlich.

Die App ist eine Audioversion des Buches, die es Ihrem Handy oder Tablet ermöglicht an Ihrer Stelle zu „sprechen".
Sie tippen auf den gewünschten Satz und Ihr Handy gibt den Satz in der Sprache des Patienten wieder.

Ein Demo-Video finden Sie auf youtube oder auf littlephysio.com

Ich denke, man entscheidet sich dazu Physiotherapeut zu werden, um seinem Nächsten zu helfen. Und dabei sollte es egal sein, ob er unsere Sprache spricht oder nicht.

Dies ist nun möglich :)

Caroline Braun

Empfang

El recibimiento

1. Guten Tag
 Buenos días

2. Ich heiße...
 Me llamo...

3. Haben Sie ein Rezept vom Arzt?
 ¿Tiene una receta médica?

4. JA
 Sí

5. NEIN
 NO

6. Haben Sie Ihre Versicherungskarte?
 ¿Tiene su tarjeta de seguro social?

7. Können Sie das nächste mal die Karte bringen?

¿Puede traer su tarjeta de seguro social la próxima vez?

8. Können Sie mir bitte Ihre Telefonnummer aufschreiben?

¿Me podría apuntar su número de teléfono, por favor?

9. Da ist ein Fehler beim Rezept, Sie müssen wieder zum Arzt damit er Ihnen ein neues Rezept gibt.

En la receta hay un error, usted debe ir de nuevo al médico para que le dé una receta nueva.

10. Haben Sie einen Bericht / Röntgen, CT-Bilder vom Arzt?

¿Le ha dado su médico un informe médico, radiografías o exploraciones TAC (Tomografía axial computarizada)?

11. Können Sie das nächste Mal die Bilder, den Bericht mitnehmen?

¿Podría traer la próxima vez el informe y las imágenes médicas, o sea, las radiografías y tomografías?

12. Da sind Ihre Termine

Aquí tiene sus citas.

13. Wenn die Termine für Sie nicht gehen, sagen Sie es mir.

En caso de que no le vengan bien las citas, me lo dice.

14. Da geht es nicht?

¿Esa fecha no le viene bien?

15. An dem Tag nicht?

¿Tampoco ese día no le viene bien?

16. Lieber Vormittags

¿Le conviene mejor por la mañana?

17. Lieber Nachmittags

¿Le conviene mejor por la tarde?

18. Montag

El lunes

19. Dienstag

El martes

20. Mittwoch
El miércoles

21. Donnerstag
El jueves

22. Freitag
El viernes

23. Samstag
El sábado

24. Sonntag
El domingo

25. Es tut mir Leid, Sie sind zu früh
Lo siento mucho, pero usted ha venido muy temprano.

26. Es tut mir Leid, Sie sind zu spät
Lo siento mucho, pero usted ha venido muy tarde.

27. Diese Woche geht es nicht
Esta semana no me viene bien.

28. Heute geht es nicht
Hoy no me viene bien.

29. Erst nächste Woche
Sólo puede ser a partir de la semana próxima.

30. Erst nächsten Monat
Puede ser sólo a partir del próximo mes.

31. Die Therapeutin / der Therapeut ist in Urlaub
Su terapeuta está de vacaciones

32. Die Therapeutin / der Therapeut ist krank
Su terapeuta está enferma / enfermo

33. Wollen Sie zum anderen Therapeut ?
¿Desea cambiar de terapeuta?

34. JA
SI

35. NEIN
NO

36. Wollen Sie bei demselben Therapeut / derselben Therapeutin bleiben?

¿Quiere quedarse con su mismo/a terapeuta?

37. Wollen sie warten bis der Therapeut / die Therapeutin wieder da ist?

¿Quiere esperar hasta que regrese su terapeuta?

38. Hier ist Ihre Rechnung.

Aquí tiene su factura.

39. Wollen Sie jetzt Zahlen?

¿Desea abonar ahora?

40. Wollen Sie bar zahlen?

¿Desea pagar en efectivo?

Anamnese

Anamnesis

1. Ziehen Sie sich aus bitte
 ¿ Puede quitarse la ropa, por favor?

2. Können Sie Ihr Oberteil ausziehen?
 ¿Puede dejar libre la parte de arriba?

3. Können Sie Ihre Hose ausziehen?
 ¿Puede quitarse los pantalones?

4. Können Sie ihren Rock ausziehen?
 ¿Puede quitarse la falda?

5. Haben Sie Schmerzen?
 ¿Siente dolor?

6. Ja
 Sí

7. Nein
NO

8. Zeigen Sie mir wo Sie Schmerzen haben
Muéstreme por favor dónde le duele

9. Wo haben Sie Schmerzen?
¿Dónde siente dolor?

10. Strahlen Sie in den Arm aus?
¿El dolor se inicia en el brazo?

11. Strahlen Sie in das Bein aus?
¿El dolor se inicia en la pierna?

12. Bis wohin strahlen die Schmerzen?
¿hacia dónde se dispersan los dolores?

13. Zeigen Sie es mir
Me lo muestra, por favor?

14. Haben Sie Taubheitsgefühle?
¿Siente una sensación de adormecimiento?

15. Wo?
¿Dónde?

16. Haben Sie Lähmungserscheinungen?
¿Tiene síntomas de entumecimiento?

17. Haben Sie Ameisenlaufen?
¿Tiene sensación de hormigueo?

18. Wo?
¿Dónde?

19. Seit wann?
¿Desde cuándo siente esos síntomas?

20. Seit Tagen
Desde hace días

21. Seit Wochen
Desde hace semanas

22. Seit Monaten
Desde hace meses

23. Seit Jahren

Desde hace años

24. Wie ist der Schmerz?

¿Cómo es el dolor?

25. Stechend

Es un dolor agudo

26. Dumpf

Es un dolor sordo

27. Ziehend

Siente tirones

28. Ist der Schmerz langsam entstanden?

¿El dolor se ha iniciado lentamente?

29. Ist der Schmerz schnell entstanden?

¿El dolor comenzó repentinamente?

30. Hält der Schmerz lange?

¿El dolor es persistente?

31. Mehrere Sekunden
Por varios segundos

32. Mehrere Minuten
Durante varios minutos

33. Mehrere Stunden
Durante varias horas

34. Mehrere Tage
Durante varios días

35. Hatten Sie einen Unfall?
¿Tuvo un accidente?

36. Sind Sie schon behandelt worden?
¿Ya le han tratado?

37. Ja
Sí

38. Nein
No

39. Haben sie Bluthochdruck?

¿Tiene hipertensión arterial?

40. Haben Sie Diabetis?

¿Tiene diabetes?

41. Ist Ihnen schwindelig?

¿Se marea?

42. Sind Sie schwanger?

¿Está embarazada?

43. Im wievielten Monat?

¿En qué mes de embarazo está?

44. Nehmen Sie Schmerzmittel?

¿Toma analgésicos?

45. Nehmen Sie Blutverdünnungsmedikamente / Medikamente ?

¿Toma medicamentos anticoagulantes u otro tipo de medicamento?

46. Haben Sie Probleme mit der Schilddrüse?
¿Tiene problemas de tiroides?

47. Haben Sie Herzprobleme?
¿Tiene problemas del corazón?

48. Haben Sie Kopfschmerzen?
¿Tiene dolores de cabeza?

49. Sind Sie operiert worden?
¿Se ha sometido a una operación quirúrgica?

50. Wann sind Sie operiert worden?
¿Cuándo fue la operación?

51. Vor Tagen
Hace días

52. Vor Monaten
Hace meses

53. Vor Jahren
Hace años

54. Sie müssen zum Arzt gehen

Usted tiene que ir al médico

55. Haben Sie Schmerzen bei Belastung?

¿Siente dolores por el peso?

56. Haben Sie Ruheschmerzen?

¿Sufre de artrosis?

57. Wann sind die Schmerzen am schlimmsten?

¿Cuándo siente esos dolores intensamente?

58. Morgens

Por la mañana

59. Abends

Por la tarde

60. Nachts

Por la noche

61. Immer gleich

Continuamente

62. Beim Gehen aufwärts
Al caminar cuesta arriba

63. Beim Gehen abwärts
Al caminar cuesta abajo

64. Beim Treppenhochsteigen
Al subir las escaleras

65. Beim Treppenruntersteigen
Al bajar las escaleras

66. Beim langen Sitzen?
¿Al estar sentado durante largo tiempo?

67. Nach langem Sitzen?
¿Después de haber estado sentado por largo tiempo?

68. Bei kleinen Bewegungen?
¿Al hacer pequeños movimientos?

69. Waren Sie im Krankenhaus /Kur?
¿Estuvo en un hospital o en un tratamiento médico?

70. Wie lange?

¿Por cuánto tiempo?

71. MehrereTage

Durante varios días

72. Mehrere Wochen

Durante varias semanas

73. Mehrere Monate

Durante varios meses

74. Wann sind Sie vom Krankenhaus entlassen worden?

¿Cuándo le dieron de alta del hospital?

75. Gestern

Ayer

76. Vorgestern

Antes de ayer

77. Vor ein Paar Tagen

Hace un par de días

78. Wieviele ?

¿Cuánto?

79. Vor ein Paar Wochen

Hace un par de semanas

80. Vor ein Paar Monaten

Hace un par de meses

Massage

Masajes

1. Ziehen Sie sich aus bitte
¿Puede quitarse la ropa, por favor?

2. Können Sie Ihr Oberteil ausziehen?
¿Puede dejar libre la parte de arriba?

3. Können Sie Ihre Hose ausziehen?
¿Puede quitarse los pantalones?

4. Können Sie ihren Rock ausziehen?
¿Puede quitarse la falda?

5. Legen Sie sich auf den Rücken
Póngase boca arriba, por favor

6. Legen Sie sich auf den Bauch
Póngase boca abajo, por favor

7. Legen Sie sich auf die rechte Seite
Recuéstese sobre el costado derecho, por favor

8. Legen Sie sich auf die linke Seite
Recuéstese sobre el costado izquierdo, por favor

9. Kopf hier, bitte
Ponga la cabeza aquí, por favor

10. Wollen Sie eine Decke?
¿Quiere una manta?`

11. Ist Ihnen kalt ?
¿Le hace frío?

12. Ist Ihnen zu warm?
¿Le hace calor?

13. Legen Sie den rechten Arm runter
Coloque el brazo derecho hacia abajo

14. Legen Sie den rechten Arm hoch

Coloque el brazo derecho hacia arriba

15. Legen Sie den rechten Arm am Körper entlang

Coloque el brazo derecho junto a su cuerpo

16. Legen Sie den linken Arm runter

Coloque el brazo izquierdo hacia abajo

17. Legen Sie den linken Arm hoch

Coloque el brazo izquierdo hacia arriba

18. Legen Sie den linken Arm am Körper entlang

Coloque el brazo izquierdo junto a su cuerpo

19. Setzen Sie sich hin, bitte

Tome asiento, por favor

20. Schulter locker lassen

Afloje los hombros

21. Nach vorne schauen
   Mire hacia adelante

22. Tut es weh?
   ¿Duele?

23. Tue ich Ihnen weh?
   ¿Le causo dolor?

24. Zeigen Sie mir wo es weh tut
   Múestreme dónde le duele

25. Ist der Druck gut?
   ¿Está bien la presión?

26. JA ?
   ¿Sí?

27. NEIN?
   ¿No?

28. Stärker ?

¿Presiono mas fuerte?

29. Schwächer ?

¿Menos presión?

30. Besser?

¿Está mejor así?

31. Schlechter?

¿Está peor así?

Manuelle Therapie

Terapia manual

1. Ziehen Sie sich aus bitte
 ¿ Puede quitarse la ropa, por favor?

2. Können Sie Ihr Oberteil ausziehen?
 ¿Puede dejar libre la parte de arriba?

3. Können Sie Ihre Hose ausziehen?
 ¿Puede quitarse los pantalones?

4. Können Sie ihren Rock ausziehen?
 ¿Puede quitarse la falda?

5. Wo haben Sie Schmerzen?
 ¿Dónde siente dolor?

6. Ist es besser geworden seit der letzten Behandlung?
 ¿Ha mejorado el dolor desde el último tratamiento?

7. Ist es schlechter geworden?

¿Ha empeorado el dolor?

8. Haben Sie jetzt mehr Schmerzen?

¿Siente ahora más dolores?

9. Haben Sie jetzt weniger Schmerzen?

¿Siente ahora menos dolores?

10. Wo sind jetzt die Schmerzen?

¿Dónde siente ahora los dolores?

11. Stehen Sie auf ein Bein

Quédese de pie sobre una pierna

12. Jetzt auf das andere Bein stehen

Ahora quédese de pie sobre la otra pierna

13. Stehen Sie auf die Fersen

Quédese de pie sobre sus talones

14. Stehen Sie auf die Fußspitzen

Quédese de pie sobre la punta de sus pies

15. Setzen Sie sich hin
Siéntese por favor

16. Machen Sie sich rund
Inclínise hacia abajo la parte superior del cuerpo

17. Kopf einrollen
Incline su cabeza hacia abajo

18. Zieht es?
¿Le tira?

19. Ist es schmerzhaft?
¿Es doloroso?

20. So weniger ?
¿Ahora le duele menos?

21. So mehr?
¿Y así le duele más?

22. Besser ?
¿Está mejor así?

23. Schlechter?

¿Está peor así?

24. Heben Sie den Kopf

Levante la cabeza, por favor

25. Kopf nach oben / nach oben schauen

Mantenga la cabeza arriba / Mire hacia arriba

26. Kopf nach unten / nach unten schauen

Mantenga la cabeza abajo / Mire hacia abajo

27. Kopf nach links drehen

Gire la cabeza hacia la izquierda

28. Kopf nach rechts drehen

Gire la cabeza hacia la derecha

29. Kopf nach links neigen

Incline la cabeza hacia la izquierda

30. Kopf nach rechts neigen

Incline la cabeza hacia la derecha

31. Locker lassen

Póngase más flojo

32. Nicht helfen, ich mache die Bewegung, Sie lassen locker

No ayude, yo haré el movimiento, usted se relaja

33. Arme hoch

Levante los brazos

34. Rechter Arm hoch

Levante el brazo derecho

35. Rechter Arm runter

Baje el brazo derecho

36. Linker Arm hoch

Levante el brazo izquierdo

37. Linker Arm runter

Baje el brazo izquierdo

38. Bein beugen

Flexione la pierna

39. Bein strecken
Estire la pierna

40. Knie beugen
Doble la rodilla

41. Knie strecken
Estire la rodilla

42. Bein heben
Levante la pierna

43. Legen Sie sich auf den Rücken
Póngase boca arriba

44. Legen Sie sich auf den Bauch
Póngase boca abajo

45. Legen Sie sich auf die rechte Seite
Póngase sobre el costado derecho

46. Legen Sie sich auf die linke Seite
Póngase sobre el costado izquierdo

47. Kopf hier, bitte
Ponga la cabeza aquí, por favor

48. Setzen Sie sich hin
Tome asiento por favor

49. Machen Sie die Bewegung leicht mit.
Siga haciendo el movimiento levemente

50. Drücken Sie gegen meinen Widerstand
Presione en contra de mi resistencia

51. Drücken Sie stärker
Presione con más fuerza

52. Drücken Sie leichter
Presione levemente

53. Das ist eine Übung für Zuhause
Éste es un ejercicio para hacerlo en casa

54. Beine aufstellen
Ponga los pies debajo de las rodillas

55. Bauch anspannen
Ponga tenso el vientre

56. Po anspannen
Ponga tenso el trasero

57. Beine anspannen
Ponga tensas las piernas

58. Arme anspannen
Ponga tensos los brazos

59. Entspannen
Relájese

60. Es kann sein, dass es ein Bißchen weh tut
Puede ser que le duela un poco

61. Ich zeige es Ihnen, dann machen Sie es nach
Le muestro el ejercicio, y después usted lo repite

62. Machen Sie 3 Serien à 10 Wiederholungen
Realice tres series de 10 repeticiones

63. Machen Sie 3 Serien à 15 Wiederholungen
Realice tres series de 15 repeticiones

64. Machen Sie 3 Serien à 20 Wiederholungen
Realice tres series de 20 repeticiones

65. Machen Sie 3 Serien à 30 Wiederholungen
Realice tres series de 30 repeticiones

66. 1 mal die Woche
Una vez por semana

67. 2 mal die Woche
Dos veces por semana

68. 3 mal die Woche
Tres veces por semana

69. 1 mal pro Tag
Una vez por día

70. 2 mal pro Tag
Dos veces por día

71. 3 mal pro Tag

Tres veces por día

72. Machen Sie die Übung vor dem Spiegel

Realice el ejercicio delante del espejo

73. Sitzen Sie vor dem Spiegel

Siéntese delante del espejo

74. Stehen sie vor dem Spiegel

Póngase de pie delante del espejo

75. Das darf nicht weh tun

No tiene que sentir dolor

76. Das darf nicht passieren

Eso no puede pasar

PNF

Facilitación Neuromuscular proprioceptiva

1. Legen Sie sich auf den Rücken
Póngase boca arriba

2. Legen Sie sich auf den Bauch
Póngase boca abajo

3. Legen Sie sich auf die rechte Seite
Póngase sobre el costado derecho

4. Legen Sie sich auf die linke Seite
Póngase sobre el costado izquierdo

5. Kopf hier, bitte
Ponga la cabeza aquí, por favor

6. Ich zeige Ihnen wie die Bewegung aussehen soll

Le muestro cómo tiene que ser el movimiento

7. Ich mache die Bewegung, Sie lassen den Arm locker

Yo haré el movimiento y usted suelte el brazo

8. Ich mache die Bewegung, Sie lassen das Bein locker

Yo haré el movimiento y usted afloje la pierna

9. Jetzt drücken Sie gegen meinen Widerstand

Ahora presione en contra de mi resistencia

10. Finger, Hand aufmachen

Abra la mano y los dedos, por favor

11. Finger, Hand zumachen

Cierre la mano y los dedos, por favor

12. Ellbogen strecken

Estire el brazo y el codo, por favor

13. Ellbogen beugen
Doble el brazo

14. Bein hoch
Levante la pierna

15. Bein runter
Baje la pierna

16. Bein in die Richtung anspannen
Ponga tensa la pierna hacia esta dirección

17. Knie beugen
Doble la rodilla

18. Knie strecken
Estire la rodilla

19. Hüfte beugen
Flexione la cadera

20. Hüfte strecken

Estire la cadera

21. Entspannen / locker lassen

Relajar / aflojar

22. Mehr

Más

23. Weniger

Menos

24. Stärker

Con más intensidad

25. Schwächer

Levemente

26. Langsamer

Lentamente

27. Schneller
Más rápido

28. Nach oben drücken
Presione hacia arriba

29. Nach unten drücken
Presione hacia abajo

30. Jetzt in die andere Richtung
Ahora presione en otra dirección

31. Richtung gegenüberliegende Schulter
Presione en dirección al hombro contrario

32. Richtung gegenüberliegende Hüfte
Presione en dirección a la cadera contraria

33. Richtung Ohr
En dirección a su oreja

34. Richtung Nase
En dirección a su nariz

35. Richtung Fenster
En dirección a la ventana

36. Richtung Tür
En dirección a la puerta

37. Richtung Wand
En dirección a la pared

38. Richtung Uhr
En dirección al reloj

Mulligan

Mulligan

1. Zeigen Sie mir bei welcher Bewegung sie Schmerzen haben

Muéstreme con qué movimiento siente dolor

2. Lassen Sie locker

Relájese

3. Machen Sie jetzt die Bewegung noch einmal

Ahora realice el movimiento de nuevo

4. Ist es besser?

¿Es mejor así?

5. Haben Sie Schmerzen bei Treppenhochsteigen ?

¿Siente dolor al subir las escaleras?

6. Haben Sie Schmerzen bei Treppenruntersteigen ?

¿Siente dolor al bajar las escaleras?

7. Ist es besser so?

¿Es mejor así?

8. Sie dürfen keine Schmerzen haben, wenn es weh tut sagen Sie Stopp.

No debe sentir dolor, en caso de que sienta dolor me dice: "Pare".

9. Wenn der Gurt weh tut lege ich ein Polster zwischen Ihnen und dem Gurt.

Si el cinturón le provoca dolor, coloco un almohadón entre el cinturón y usted.

10. Daheim können Sie diese Übung mit einem Handtuch machen

En casa puede hacer el ejercicio con una toalla

11. Daheim können Sie diese Übung mit einem Theraband machen

En casa puede hacer el ejercicio con una cinta Thera-Band (cinta elástica de látex)

12. Daheim können Sie diese Übung mit einem Stab machen

En casa puede hacer el ejercicio con una vara o bastón

13. Den Ball können Sie im Sportgeschäft kaufen.

La pelota la puede comprar en una tienda de artículos de deportes

14. Das Theraband können Sie im Sportgeschäft kaufen.

La cinta Thera-Band la puede comprar en una tienda de artículos de deportes.

15. Es soll rot sein

Debe ser roja

16. Es soll grün sein

Debe ser verde

Übungen

Ejercicios

1. **Beugen**
   Flexionar

2. **Strecken**
   Estirarse

3. **Anspannen**
   Tensionar

4. **Entspannen**
   Relajarse

5. **Gesäß nach hinten**
   Poner el trasero hacia atrás

6. **Bauch anspannen / angespannt lassen**
   Ponga tenso el vientre / déjelo tenso

7. **Bleiben Sie so ein Paar Sekunden, dann entspannen**

   Permanezca así durante algunos segundos y luego afloje

8. **Es darf keine Bewegung stattfinden**

   No debe hacer ningún movimiento

9. **Das ist für die Koordination**

   Esto ayuda a la coordinación

10. **Machen Sie 3 Serien à 10 Wiederholungen**

    Haga tres Series de 10 repeticiones

11. **Machen Sie 3 Serien à 15 Wiederholungen**

    Haga tres Series de 15 repeticiones

12. **Machen Sie 3 Serien à 20 Wiederholungen**

    Haga tres Series de 20 repeticiones

13. **Machen Sie 3 Serien à 30 Wiederholungen**

    Haga tres Series de 30 repeticiones

14. Machen Sie Pause zwischen den Serien
Incluya periodos de descanso entre los ejercicios

15. Ein Paar Sekunden
Un periodo de descanso por algunos segundos

16. Ein Paar Minuten
Un periodo de descanso por algunos minutos

17. Wieviel?
¿Cuántas veces hay que practicar?

18. 1 mal die Woche
Una vez por semana

19. 2 mal die Woche
Dos veces por semana

20. 3 mal die Woche
Tres veces por semana

21. 1 mal pro Tag
Una vez por día

22. 2 mal pro Tag
Dos veces por día

23. 3 mal pro Tag
Tres veces por día

24. Machen Sie die Übung vor dem Spiegel
Haga los ejercicios delante del espejo

25. Sitzen Sie vor dem Spiegel
Siéntese delante del espejo

26. Stehen sie vor dem Spiegel
Póngase de pie delante del espejo

27. Das ist für die Kräftigung
Esto sirve para el fortalecimiento

28. Zuhause jeden Tag machen
Practique los ejercicios todos los días en casa

29. Machen Sie die Übungen vor dem Spiegel damit Sie sich korrigieren können

Haga los ejercicios delante del espejo para que los pueda corregir.

30. Das darf nicht passieren

Eso no puede pasar

31. Das ist falsch

Eso está mal

32. So ist es richtig

Eso está bien

33. Langsam

Lentamente

34. Langsamer

Más lento

35. Schnell

Rápido

36. Schneller

Más rápido

37. Nicht ruckartig

Que no sea de golpe

38. Sie dürfen keine Schmerzen bei den Übungen haben.

No debe sentir ningún dolor al hacer los ejercicios

39. Wenn Sie Schmerzen haben, während Sie die Übungen machen, lassen Sie die Übung sein und sagen es mir das nächste Mal.

Si siente dolor al hacer los ejercicios, déjelos, no continúe con ellos y me lo dice la próxima vez.

40. Haben Sie die Übungen gemacht?

¿Practicó los ejercicios?

41. Haben Sie dabei Schmerzen gehabt?

¿Sintió dolor al hacer los ejercicios?

42. Zeigen Sie mir wo Sie Schmerzen hatten

Muéstreme dónde sintió dolores

43. Zeigen Sie mir wie Sie die Übung machen.
Muéstreme cómo hizo los ejercicios

44. Stehen sie auf dem rechten Bein
Quédese de pie sobre la pierna derecha

45. Stehen sie auf dem linken Bein
Quédese de pie sobre la pierna izquierda

46. Stehen sie auf einem Bein
Manténgase sobre una sola pierna

47. Das ist für das Gleichgewicht
Esto sirve para el equilibrio

48. Versuchen Sie nicht zu wackeln
Intente no tambalear

49. Diese Bewegung können Sie in den Alltag einbauen
Este movimiento lo puede incorporar en sus tareas diarias.

Gangschule

Reeducación de los patrones de la marcha

1. **Stehen Sie gerade**
   Póngase de pie con la espalda recta

2. **Machen Sie kleinere Schritte**
   Haga pequeños pasos

3. **Machen Sie größere Schritte**
   Dé pasos más grandes

4. **Machen Sie regelmäßige Schritte**
   Dé pasos regulares o normales

5. **Den Fuß abrollen**
   Haga girar el pie hacia ambos lados

6. Zuerst auf Ferse, dann rollt der Fuß, dann drücken Sie den Fuß vor mit dem Vorfuß

Primero aciente el pie sobre los talones y luego hágalo girar hacia ambos lados y después presione el pie hacia adelante con el talón.

7. Die Gehstütze gehen mit dem kranken Bein zusammen.

La muleta (o bastón inglés) es el apoyo de la pierna enferma, por lo tanto deben ir juntos.

8. Arme locker am Körper pendeln lassen

Mueva relajadamente los brazos de un lado a otro junto a su cuerpo.

Lymphdrainage

Drenaje linfático

1. **An diesem Arm darf man kein Blutdruck messen oder Spritzen**

   En este brazo no se puede medir la presión ni poner una inyección.

2. **Sie sollen sich möglichst nicht verletzten**

   Debe evitar no lastimarse

3. **Sie dürfen nicht heiß baden oder zu lange in der Sonne liegen**

   Usted no debe tomar un baño con agua caliente ni estar en sol durante mucho tiempo.

4. **Wenn Sie einen schmerzhaften Ausschlag haben, gehen Sie sofort zum Arzt.**

   En caso de que tenga una erupción cutánea dolorosa debe asistir de inmediato al médico.

5. Legen Sie oft, mehrmals pro Tag die Beine hoch
Varias veces al día coloque las piernas hacia arriba.

6. Legen Sie oft, mehrmals pro Tag das Bein hoch
Varias veces al día coloque la pierna hacia arriba.

7. Legen Sie oft, mehrmals pro Tag den Arm hoch
Varias veces al día coloque el brazo hacia arriba.

8. Haben Sie einen Kompressionsstrumpf ?
¿Tiene una media de compresión?

9. Haben Sie Kompressionsstrümpfe?
¿Tiene medias de compresión?

10. Den Strumpf müssen Sie jeden Tag tragen
Tiene que llevar la media todos los días.

11. Die Strümpfe müssen Sie jeden Tag tragen
Tiene que llevar las medias todos los días

12. Den Strumpf müssen Sie Tag und Nacht tragen
La media la tiene que llevar día y noche

13. Die Strümpfe müssen Sie Tag und Nacht tragen

Las medias las tiene que llevar día y noche.

14. Sie sollen keine einengende Kleidung tragen.

No debe ponerse ropa estrecha

15. Legen Sie sich auf den Rücken

Póngase boca arriba

16. Drehen Sie sich auf den Bauch

Póngase boca abajo

17. Können Sie sich auf den Bauch legen oder wollen Sie lieber sitzen?

¿Puede ponerse boca abajo o prefiere estar sentado?

18. Sitzen?

¿Quiere estar sentado?

19. Bein aufstellen

Ponga el pie debajo de la rodilla

20. Beine aufstellen

Ponga los pies debajo de las rodillas

21. Ein Bisschen zu mir rutschen

Córrase un poco hacia mí, por favor

22. Rutschen Sie nach links

Córrase hacia la izquierda

23. Rutschen Sie nach rechts

Córrase hacia la derecha

24. Rutschen Sie kopfwärts

Córrase hacia arriba en dirección a su cabeza

25. Rutschen Sie fußwärts

Córrase hacia abajo en dirección a sus pies

26. Tut es weh?

¿Le duele?

27. Es darf nicht weh tun

No debe sentir ningún dolor

Elektrotherapie

Terapia eléctrica

1. Ich werde 2 Elektroden anlegen
Le voy a colocar dos electrodos

2. Ich werde 4 Elektroden anlegen
Le voy a colocar cuatro electrodos

3. Es fließt noch kein Strom
Todavía no pasa la electricidad

4. Ich drehe den Strom langsam hoch
Lentamente voy a ir subiendo la electricidad

5. Sie sagen es mir sobald Sie Strom spüren
Dígame por favor, cuando empiece a sentir la electricidad

6. Spüren Sie den Strom?
¿Siente la electricidad?

7. Es soll angenehm sein

Tiene que ser agradable

8. Ist es angenehm?

¿Es agradable?

9. Sie sollen den Strom nur ganz leicht spüren

Usted debe sentir la electricidad sólo muy leve.

10. Jetzt drehe ich den Strom runter bis Sie ihn nicht mehr spüren

Ahora voy a bajar la electricidad hasta que usted no la sienta más.

11. Es dauert circa 10 Minuten

Va a durar aproximadamente unos diez minutos

12. Es dauert circa 15 Minuten

Va a durar aproximadamente unos quince minutos

13. Es dauert circa 20 Minuten

Va a durar aproximadamente unos veinte minutos

14. Wenn es fertig ist, komme ich und mache die Elektroden weg.

Cuando haya terminado, vendré y le quitaré los electrodos

15. Wenn Sie ein Problem haben, rufen Sie mich.

Si tiene algún problema, me llama

16. Ich bin nebenan

Yo estoy a lado

Beckenboden Gymnastik

Ejercicios para el suelo pélvico o periné

1. **Der Beckenboden ist der Muskel der zwischen Schambein und Steißbein ist.**

    El suelo pélvico es el conjunto de músculos que se extiende desde el hueso púbico en la parte frontal hasta el hueso de la cola (cóxis) en la parte posterior.

2. **Seine Aufgabe ist hauptsächlich die Öffnungen, die sich da befinden zu schließen.**

    La función del suelo pélvico es principalmente cerrar todos los orificios que se encuentran en la zona pélvica.

3. **Er arbeitet mit den Bauchmuskeln und mit dem Zwerchfell zusammen.**

    El suelo pélvico hace un trabajo en conjunto con la musculatura abdominal y con el diafragma.

4. Deshalb muß man diese Muskeln auch mitarbeiten lassen um den Beckenboden zu kräftigen.

Por lo tanto hay que hacer trabajar a esa musculatura para fortalecer el suelo pélvico.

5. Versuchen Sie den Beckenboden anzuspannen indem Sie so anspannen wie wenn Sie aufs Klo müssten, es aber nicht könnten.

Intente apretar los músculos principales que se extienden a lo largo del suelo pélvico y esto lo hará de la siguiente manera: Haga como si tuviera muchas ganas de ir al baño, pero reténgalas.

1. Der Beckenboden ist der Muskel der sich zwischen rechter und linker Sitzbeinhöcker, Steißbein und Schambein befindet.

El suelo pélvico es el músculo ubicado entre el esquión derecho e izquierdo, el coxis(el hueso en que remata la columna vertebral) y el pubis.

2. Der Beckenboden trägt wesentlich dazu bei, dass Sie Ihren Urin- und Stuhlabgang kontrollieren können. Durch regelmäßiges Training können Sie einer Inkontinenz vorbeugen oder bestehende Probleme günstig beeinflussen.

El suelo pélvico contribuye esencialmente al control de la salida de orina y materia fecal. A través del ejercicio diario puede prevenir la salida involuntaria de orina y materia fecal o influir favorablemente en otros problemas de la misma índole.

3. Weiterhin bietet der Beckenboden den inneren Bauchorganen Halt und stützt sie von unten. Daher können Sie mit einem Beckenbodentraining Senkungsbeschwerden entgegenwirken.

Además el suelo de la pelvis es el apoyo de los órganos abdominales ya que éste los sostiene desde abajo. Por eso usted pude ayudar a prevenir los problemas de control de vejiga al ejercitar los músculos del suelo pélvico.

4. Um diese Aufgaben erfüllen zu können, arbeitet der Beckenboden zusammen mit der Bauchmuskulatur und dem Zwerchfell, dem wichtigsten Atemmuskel.

Para poder lograr ese objetivo, los músculos del suelo pélvico realizan su trabajo junto con la musculatura abdominal y el diafragma. El diafragma es un músculo muy importante para la respiración.

5. Deshalb muß man diese Muskeln auch mitarbeiten lassen um den Beckenboden zu kräftigen.

Por esta razón hay que hacer trabajar a estos músculos para fortalecer el suelo pélvico.

6. Versuchen Sie, die Beckenbodenmuskulatur anzuspannen indem Sie sich vorstellen daß Sie Ihren After und Ihre Scheide verschließen.

Intente contraer los músculos del suelo pélvico y lo hará de la siguiente manera: Imaginese que está cerrando el ano y su vagina.

7. Versuchen Sie den Beckenboden anzuspannen indem Sie so anspannen wie wenn Sie aufs Klo müssten, es aber nicht könnten.

Intente contraer los músculos del suelo pélvico y lo hará de la siguiente manera: Haga como si tuviera muchas ganas de ir al baño, pero reténgalas

8. Tief einatmen, beim langsamen Ausatmen Bauch anspannen.

Respire profundamente, contraiga el abdomen al expulsar el aire lentamente.

9. Ich zeige es Ihnen, dann machen Sie es nach.

Yo le mostraré el ejercicio primero y luego usted lo repetirá.

Atemtherapie

Terapia respiratoria

1. Atmen Sie durch die Nase ein

Respire por la nariz

2. Atmen Sie durch den Mund aus

Espire el aire por la boca.

3. Ich mache es vor, Sie machen es nach.

Yo haré primero el ejercicio y después usted lo repetirá.

4. Langsam

Lento

5. Langsamer

Más lento

6. Schnell

Rápido

7. Schneller

Más rápido

8. Tief

Profundo

9. Tiefer

Más profundo

10. Oberflächig

Ligero

11. Oberflächiger

Más ligero

12. Atmen Sie mehr in den Bauch

Inspire el aire por su nariz hacia la parte baja del vientre

13. Der Bauch soll dicker werden wenn Sie einatmen.

El vientre debe inflarse a través de la inspiración

14. Legen Sie die Hände auf den Bauch

Coloque las manos sobre su vientre.

15. Legen Sie die Hände auf den Brustkorb

Coloque sus manos sobre el tórax.

16. Ihre Hände sollen vom Bauch bewegt werden wenn Sie einatmen

Inspire de modo que el aire mueva el vientre y sus manos.

Nützliches

Frases útiles

1. Guten Tag
Buenos días / Buenas tardes

2. Tschüss
Adiós

3. Bitte
Por favor

4. Danke
Gracias

5. Locker lassen
Aflojar

6. Tut es weh?
¿Duele?

7. Ist es besser so?

¿Está mejor así?

8. Stärker?

¿Más fuerte?

9. Ja

Si

10. Nein

No

11. Es tut mir Leid, ich verstehe Sie nicht

Lo siento, no entiendo

Schlusswort

Ich bedanke mich herzlich bei allen, die mir geholfen haben, diese "Little Physio-Serie" zu schreiben.

Danke an die Übersetzer, die Korrektur-Leser.

Vielen herzlichen Dank an meine Familie und an meine lieben Freunde, die mitgewirkt haben.

Danke auch an diejenigen, die ihre Stimme für die App und für die Videos geliehen haben.

Der größte Dank geht an meinem Mann, für alles was er für die Little Physio App gemacht hat und für den Rest auch...

Danke an Sie, die mein Buch oder meine Bücher gekauft haben :)

Wenn Ihnen dieses Buch gefällt, würde ich mich sehr freuen, einen netten Kommentar von Ihnen auf der Amazon-Seite zu lesen.

Literaturverzeichnis

Little Physio Serie:

Deutsch => Französisch
Deutsch => Englisch
Deutsch => Spanisch
Deutsch => Italienisch
Deutsch => Türkisch

The Big Little Physio:

Deutsch => Französisch, Englisch, Spanisch, Italienisch, Türkisch

www.ingramcontent.com/pod-product-compliance
Lightning Source LLC
Chambersburg PA
CBHW071802170526
45167CB00003B/1132